ESSAI

SUR

L'AFFECTION SCROFULEUSE.

Thèse

PRÉSENTÉE ET PUBLIQUEMENT SOUTENUE

A LA FACULTÉ DE MÉDECINE DE MONTPELLIER, LE 31 AOUT 1837;

PAR **LÉRON** (ANTOINE),

De Broquiès (AVEYRON);

POUR OBTENIR LE GRADE DE DOCTEUR EN MÉDECINE.

> Scrofulæ non à vitio topico, sed à morbosâ universi
> corporis dispositione, à. cachexiâ universali proficis-
> cuntur.
>
> KORTUM, de vitio scrofuloso. Commentarium.

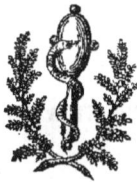

MONTPELLIER,

IMPRIMERIE DE VEUVE RICARD, NÉE GRAND, PLACE D'ENCIVADE, N° 3.

1837.

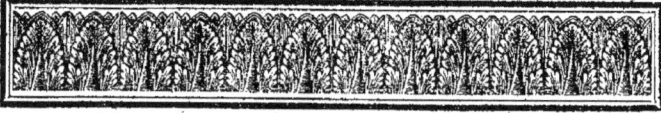

ESSAI

SUR

L'AFFECTION SCROFULEUSE.

DÉFINITION.

On désigne sous le nom *d'affection scrofuleuse*, ou *scrofulose*, une modification générale de l'économie, se traduisant à l'extérieur par des symptômes qui, quoique fort variés, présentent toujours un cachet particulier, et dont les principaux sont le gonflement et la suppuration lente des ganglions lymphatiques, et les abcès froids cutanés et sous-cutanés.

SYNONYMIE.

Cet état morbide a reçu un grand nombre de noms. Les Grecs lui imposèrent celui de χοιραδεσ, de χοιροσ, *pourceau*. Imitateurs des

Grecs, les Latins traduisirent ce mot dans leur langue, et Amatus-Lusitanus désigna l'affection qui nous occupe par la dénomination de *scrofulæ*, de *scrofa*, truie. Si on en croit le docteur Henning, l'appellation dérivant de ces étymologies serait impropre et manquerait d'exactitude; car, d'après ce médecin anglais, on aurait à tort rapporté aux porcs la disposition aux scrofules : les anciens auront probablement pris pour cet état la maladie de ces animaux, connue sous le nom de *ladrerie*. Le mot de *struma* fut aussi consacré par les Latins à la modification morbide qui fait le sujet de ce travail ; ils le tirèrent de *struo, j'amasse en tas*, en raison des amas formés souvent par les ganglions engorgés. Les Anglais l'ont appelée *mal du roi*, parce qu'en Angleterre comme en France, on supposait autrefois que l'attouchement d'une main royale pouvait y mettre un terme. Elle est encore connue dans notre pays sous le nom d'*écrouelles*, d'*humeurs froides*, de *strumes*.

Ces dénominations ne sont basées que sur les modifications morbides extérieures qui révèlent l'existence de l'affection, et non sur la connaissance de l'affection elle-même, dont nous sommes loin de connaître la nature d'une manière positive. Nous emploierons donc le nom de scrofules jusqu'à ce que des notions plus approfondies de cet état nous en révèlent un plus exact et plus approprié.

THÉORIES.

Certes, si, comme je l'avançais, nous regrettons encore des notions précises sur l'affection elle-même, ce n'est point le manque de théories et d'hypothèses qu'il faut en accuser ; car presque chaque médecin a fait la sienne ; il est inutile de dire que, comme toutes les théories médicales, celles-ci ont subi le joug du système dominant de l'époque.

Dans son livre *des glandes*, Hippocrate attribue les scrofules à l'épaississement et à la difficulté de circulation de la pituite : *ex pituitosâ et lentâ fluxione*, dit-il, *strumæ generantur*. Galien commente le Père de la médecine et approuve sa théorie : *non ex calidâ naturâ, sed ex*

pituitiore et frigidiore strumæ constant. Aëtius et Paul d'Égine en ont
vu la cause prochaine dans le mélange de la pituite avec une humeur
noire et atrabilaire. D'après Vésale, c'est à une altération de l'humeur
mélancolique qu'il faut les attribuer. Duret les regarde comme le résultat d'une pituite putride et salée. Sanctorius les attribue à l'af-
fluence perpétuelle de l'humeur excrémentitielle qui est filtrée par
les glandes. On a invoqué une altération de fonction du système
nerveux pour le développement des scrofules ; ainsi, Gamet, qui
trouve une grande analogie entre elles et le cancer, leur assigne pour
cause une dépravation du suc nerveux ; Willis en appelle à la stagnation et à l'épaississement du fluide nerveux dans les glandes.
D'autres auteurs ont rapproché cette maladie de la syphilis ; Astruc
la regarde comme une dégénérescence de la vérole ; Selle la définit
une acrimonie particulière très-voisine de l'acrimonie arthritique et
vénérienne. Il en est qui ont accusé de son développement la ré-
tention de la liqueur séminale ou des parties qui doivent la former,
s'appuyant sur la révolution qu'amène d'ordinaire la puberté. Mais
la plupart des opinions se rapportent à en placer le siége dans la
lymphe et le système lymphatique , dont elle manifeste l'atonie,
d'après Pinel, dont elle est une sub-inflammation , d'après Brous-
sais. Baumes, qui la regarde comme une maladie de la lymphe ,
admet une acidité des humeurs qu'il croit due à l'acide phosphori-
que. Kortum la définit une maladie provenant d'une disposition
morbide de tout le corps ; mais il la fait produire par un épaississement de la lymphe qui amène l'atonie des solides , et surtout du
système lymphatique. Hugon en fait la phthisie simultanée de la
plupart des tissus.

On voit que presque tous ces auteurs n'ont fait attention qu'aux
lésions qui représentent les effets de l'affection , et ont basé sur elles
leurs théories. Si , au contraire, ils avaient observé que l'état scrofuleux , produisant certaines maladies de préférence , modifie toutes
celles qui surviennent pendant sa durée , ils auraient été tous con-
duits à voir dans la scrofulose une affection de toute la substance
de tous les systèmes. C'est d'après ces principes que Sauvages et
Cullen l'ont mise au rang des cachexies.

Pour nous, nous pensons, avec Lloyd, que les scrofules *ne doivent pas être regardées comme dépendant d'une affection d'aucun système particulier, tel que le lymphatique.* Nous regardons l'état scrofuleux comme le résultat d'une constitution particulière des solides et des liquides, que, dans l'actualité de la science, nous ne pouvons définir, mais dont les causes générales et la physionomie de l'individu nous révèlent l'existence, sur la voie de laquelle nous met une thérapeutique raisonnée et déduite de la causalité. Nous voyons cet état imprimer des nuances à la physiologie de l'individu sans produire encore l'état morbide ; puis, lorsque celui-ci survient, nous le voyons imprimer ces nuances à une maladie quelconque, et se caractériser surtout par la lenteur et la longue durée des symptômes, et spécialement par la tuméfaction et la suppuration ganglionaire, les abcès sous-cutanés et les ulcères de la peau.

ÉTIOLOGIE. — Constitution scrofuleuse. Hérédité. Contagion.

Nous ne pouvons mieux faire que de rappeler les paroles de M. Baudelocque sur la constitution scrofuleuse ; elles sont le résumé des détails que nous allons en étudier : *dans la maladie scrofuleuse,* dit ce médecin, *toutes les parties du corps sont formées d'éléments de mauvaise nature ; c'est un édifice tout entier construit avec de mauvais matériaux.*

Commençons par l'analyse des causes sous l'influence desquelles s'est trouvé l'individu chez lequel l'état scrofuleux s'est développé ; nous décrirons ensuite l'aspect extérieur qu'il présente ordinairement dans son existence physiologique, alors qu'il ne s'est manifesté aucun symptôme morbide proprement dit, et nous chercherons enfin à apprécier le mode d'action des causes pour la production des effets.

M. Baudelocque, qui a fait une étude raisonnée des causes de scrofules, admet comme une cause *sine quâ non* de cet état l'habitation prolongée dans un lieu où l'air ne se renouvelle pas assez fréquemment, où l'atmosphère n'est pas imprégnée d'assez de lumière ; il groupe les autres causes comme secondaires autour de celle-ci.

Certes, l'étiolement que produit sur les animaux comme sur les végétaux la diminution considérable des rayons lumineux, la viciation que ne peut manquer d'éprouver un air dont les molécules ne sont pas fréquemment chassées et remplacées par de nouvelles, voilà de grandes causes de débilitation pour l'organisme ; mais cependant toute l'étiologie de l'affection scrofuleuse n'est pas là, et des circonstances qui doivent prendre place à côté de ces dernières sont pour les modificateurs extérieurs, les influences climatériques et saisonnières, le mode d'alimentation et l'état hygrométrique de l'atmosphère. L'âge, le sexe ne sont pas sans influence sur leur développement. L'hérédité doit être placée au nombre des causes les plus puissantes.

En effet, les localités influent beaucoup par leur position sur l'existence de cette maladie. C'est surtout dans les climats tempérés que se rencontrent les scrofules ; elles sont beaucoup plus rares dans les contrées sèches et froides ou chaudes et sèches ; il faut attribuer ce funeste privilége des pays où la température est moyenne aux variations qu'elle y subit fréquemment. Une atmosphère humide, si l'on y est long-temps plongé, est une cause de développement de cet état morbide, surtout si l'individu avait auparavant l'habitude de vivre dans des contrées sèches, quelle que fût leur température, mais principalement si elle était en même temps chaude. A. Cooper a vu des enfants en grand nombre qui, venus sains des Indes, ont contracté en Angleterre des maladies dépendant de l'affection scrofuleuse ; il a vu périr dans le même pays, et par ces maladies, des indigènes des îles de la mer du sud. Ne sait-on pas que la plupart des singes que l'on transporte des pays chauds dans nos climats tempérés menrent de phthisie scrofuleuse ? Cette action climatérique reçoit encore de nouvelles preuves à l'appui de sa puissance, lorsqu'on considère les modifications qu'impriment à la marche de l'affection qui nous occupe les saisons qui sont des sortes de changements réguliers de climat dans le même lieu. C'est, en effet, au printemps et en automne, et sous l'influence de l'instabilité des constitutions atmosphériques, que les maladies de cette nature sont le plus rebelles aux secours de l'art ; ce qui a fait dire à A. Cooper que pour bien reconnaître la manière d'agir et la valeur d'un médicament quelconque dans ce cas, il faut avoir égard avec soin aux temps de l'année pendant lesquels on l'administre.

M. Baudelocque semble faire fort peu de cas de cette action de l'air chargé d'humidité, et la regarde comme très-secondaire. On peut objecter, dans son sens, que les pays froids et humides sont aussi ceux dans lesquels la lumière se répand le moins, ceux dont les habitants quittent le moins le lieu de leur demeure, et renouvellent par conséquent plus rarement l'air qu'ils respirent : oui, ces faits sont très-vrais et ils ont une grande influence sur le développement de la maladie ; mais dans ces mêmes pays où les scrofules sont, on pourrait dire, endémiques, et dont les indigènes ont les mêmes habitudes, la maladie ne fait aucun ravage dans les lieux un peu élevés ; tandis qu'il n'est, dans les bas-fonds humides, que quelques constitutions heureuses qui puissent lui résister. Il suffit, pour s'en convaincre, de jeter un coup d'œil sur l'état sanitaire de la Hollande, de l'Allemagne, des gorges des Alpes et d'une grande partie de l'Espagne.

Quels sont les pays les plus féconds en altérations scrofuleuses ? Ne sont-ce pas ceux dans lesquels la proportion des eaux est grande par rapport à celle des terres ? On pourra dire que les groupes d'îles des régions inter-tropicales, environnées de masses énormes d'eau, sont exemptes de scrofules ; mais ici l'évaporation continuelle et rapide sous l'action d'un soleil brûlant, contre-balance l'effet de la position géographique, et empêche, annihile l'humidité des couches d'air voisines du sol. Dans les climats tempérés, n'est-ce pas sur le bord des rivières, des étangs, des torrents, que la scrofulose est le plus fréquente ? Donc ces trois causes, impression d'un air humide et froid, absence des rayons solaires, défaut du renouvellement de l'air, ne doivent pas être admises à l'exclusion l'une de l'autre ; on doit même souvent les réunir, dans la production de l'affection qui nous occupe, à d'autres que nous allons passer en revue, et dont une, qui n'est guère moins puissante que celles que nous venons d'étudier, est produite par les vices de l'alimentation.

Les aliments et les boissons, modifiés par le corps vivant, le modifient à leur tour, selon leur plus ou moins d'aptitude à recevoir les transformations que les actes physiologiques leur font subir pour devenir une substance *nutritive*, une matière réparatrice. Ceci cependant n'est qu'une des faces des changements variés que peuvent faire éprouver à l'organisme les matériaux ingérés ; mais c'est celle que nous devons trouver se présentant d'une manière plus ou moins imparfaite dans les individus chez lesquels se prépare l'état scrofuleux : c'est celle que nous allons examiner.

On a mis avec raison au nombre des causes des scrofules une alimentation composée de substances peu riches en matériaux nutritifs, ou bien une alimentation insuffisante. Ainsi, dès notre naissance, nous pouvons être prédisposés à cette maladie par l'insuffisance de la lactation ou par le peu de développement des substances réparatrices dans le lait qui fait notre nourriture. Plus tard, les vivres composés de matières féculentes non fermentées, les châtaignes, les pommes de terre, la bouillie, par exemple, enfin toutes les substances qui, sous un volume considérable, contiennent peu de matériaux susceptibles de s'assimiler au corps vivant, favorisent le développement de cet état morbide général ; il en est de même de l'usage de boissons non fermentées. On a aussi accusé l'eau provenant de la fonte des neiges de devenir une cause de scrofules ; cette eau contient fort peu d'air, dissout mal le savon, cuit mal les légumes, et par conséquent peut entraver l'action des forces digestives ; elle peut donc aussi être tenue en ligne de compte.

L'état précité des aliments et des boissons, quoique d'une haute portée dans l'étiologie des scrofules, n'est cependant pas une condition du premier ordre, et demande à s'associer avec les causes générales que nous avons parcourues précédemment. Aussi voyons-nous, dans beaucoup de campagnes, des populations entières vivre de pain d'orge ou de seigle, ou même presque uniquement de pommes de terre ou de châtaignes, ne boire que de l'eau, et cependant échapper à l'affection scrofuleuse ; mais c'est qu'en même temps que cette cause agit sur eux, d'autres contre-balancent puissamment son action; c'est qu'ils respirent un air pur et sans cesse renouvelé; c'est qu'ils sont presque continuellement exposés aux rayons solaires. Dans d'autres lieux, au contraire, où à cette alimentation insuffisante ou de mauvaise nature viennent se joindre le froid humide, l'absence de la lumière du soleil, la stagnation de l'air, les scrofules n'épargnent qu'un petit nombre d'individus. Ces quatre conditions se trouvent réunies au plus haut degré dans les grandes villes de certains pays, et surtout de l'Angleterre : misère du peuple, habitation dans des lieux où règne l'encombrement, où l'air ne circule pas, sous un ciel humide et brumeux, où la hauteur des maisons et des édifices empêche la pénétration des rayons solaires; tout est là. Les animaux eux-mêmes que nous avons enlevés à l'air vaste de leur première liberté, meurent fréquemment de maladies scrofuleuses dans l'état de domesticité, et surtout dans les étables encombrées et infectes de nos villes.

Mais, comme nous le disions, les vices de l'alimentation ne sont pas une cause essentielle, mais seulement fortement adjuvante; car, dans ces mêmes contrées, l'enfant du riche qui vit d'aliments sains, choisis et suffisants, n'est pas toujours épargné, si on ne le soustrait à l'action des autres causes.

La masturbation et l'usage prématuré du coït, ainsi que son abus, peuvent déterminer, chez un individu prédisposé, le développement de la maladie; car ces causes agissent à la longue en débilitant et détériorant de plus en plus la constitution. J'en dirai autant de toutes les causes débilitantes.

La grossesse a été mentionnée par quelques-uns comme une des causes de scrofule. Pour nous, voici notre opinion à cet égard : la constitution, la diathèse scrofuleuse existant, la grossesse peut se développer, et, par exemple, des tiraillements, des distensions des ligaments fibreux qui unissent les symphyses du bassin peuvent fixer sur ce point la fluxion, et alors, chez l'individu prédisposé, éclatera une tumeur blanche scrofuleuse, comme elle se fût montrée dans toute autre articulation, sous l'influence d'une cause physique quelconque. Voilà un des modes d'agir de la grossesse; mais nous en admettrons un autre : la mère perd beaucoup, et pour nourrir l'enfant contenu encore dans la cavité utérine, et pour entretenir sa vie par la lactation lorsqu'il a vu le jour ; si donc sa constitution est telle que ces pertes ne puissent être que difficilement et incomplètement réparées, des symptômes morbides pourront survenir, et ils manifesteront d'une manière caractéristique leur dépendance de l'état général.

Le travail des deux dentitions a aussi été donné, par le plus grand nombre des médecins observateurs, comme une des causes déterminantes de la maladie qui nous occupe.

Le défaut d'exercice, qui coïncide ordinairement avec le peu de changement d'air, est aussi à noter ; il amène le plus souvent, pour ne pas dire constamment, de mauvaises et pénibles digestions.

Un accroissement trop rapide, la malpropreté, le manque de bains, les affections tristes, les passions débilitantes, les contentions d'esprit, ne doivent pas être passés sous silence. On a encore mis au nombre des causes, et c'est William Hunter, les fièvres éruptives, la rougeole, la variole, la scarlatine, les rhumes légers.

On a dit aussi que les enfants conçus pendant la menstruation devenaient fort souvent scrofuleux ; Lalouette et M. Lepelletier, qui ont écrit, sur le sujet que nous traitons, des nosographies importantes, ont émis entre autres cette opinion. Nous pensons cependant, malgré leur autorité, que de nouveaux faits sont nécessaires pour éclairer la question.

L'état de sauvagerie et de civilisation impriment chacun un aspect différent aux états morbides de l'homme. Chez les sauvages, en effet, la plupart des maladies sont aiguës, et donnent, faute de soins, la mort dans cette période. Chez le civilisé, les maladies chroniques sont, au contraire, très-fréquentes ; chez lui, les scrofules ont été réellement augmentées par le genre de vie, l'habitation des villes surtout ; mais il a su combattre cette tendance par l'emploi de plus en plus rationnel des moyens hygiéniques.

M. de Humboldt pense que le défaut d'électricité est une cause de scrofules.

La syphilis, dont quelques-uns n'ont fait qu'une variété des scrofules, a été mise au rang de leurs causes; cet état morbide peut
en favoriser le développement, soit en détériorant la constitution de
celui qui en est affecté, soit en portant sur ceux qui naîtront de
lui; car c'est de tout temps que, généralement parlant, on a reconnu
que des individus usés par divers agents, procréaient des êtres faibles
et aptes à contracter une foule de maladies. Horace l'avait bien observé, puisqu'il disait, dans une de ses odes :

Ætas parentum pejor avis tulit
Nos nequiores mox daturos
Progeniem vitiosiorem.

Ceci nous amène à traiter une question de la plus haute importance : je veux parler de l'hérédité. Jusqu'ici nous avons considéré
l'influence des modificateurs qui se tirent de l'action extérieure sur
l'individu ou de lui-même; voyons quelle peut être celle qui a pré-
sidé à sa formation.

C'est avec beaucoup de raison que la plupart des praticiens ont
classé les scrofules au rang des états morbides héréditaires. Les parents peuvent les transmettre à leurs enfants, et elles se manifestent
alors chez ceux-ci sans qu'aucune autre cause soit une condition
nécessaire de leur existence. Comment s'opère cette funeste transmission ? Nous n'avons plus, pour l'expliquer, besoin d'avoir recours à
l'existence d'un virus particulier que les pères donnent en nature à
leurs descendants, ni d'un germe transmissible et contenant vir-
tuellement une maladie qu'il peut ensuite manifester. Ce triste héri-
tage est le résultat de cette loi universelle de la nature vivante, que
les parents transmettent le plus ordinairement aux enfants l'état des
solides et des liquides dont ils sont doués, comme ils leur donnent
les traits de leur visage, dans la majorité des cas. Cullen pensait que
ce n'était que les enfants qui ressemblaient aux parents scrofuleux
qui naissaient avec la disposition à la maladie. Cette question d'hérédité est jugée dès long-temps : elle repose sur des faits concluants
et que le peuple lui-même n'ignore pas. Cependant quelques auteurs
ont élevé la voix pour la combattre : Faure, White et le docteur

Henning l'ont beaucoup blâmée, et voici les arguments sur lesquels ils s'appuient :

1° Les enfants nés de parents scrofuleux ne sont pas toujours atteints de ces maladies : elles sautent souvent une génération pour ss présenter dans la suivante; elles n'attaquent pas toujours les enfants du même lit.

Tout cela est vrai ; ce sont des faits d'observation, mais ils peuvent s'expliquer dans la doctrine de l'hérédité : les enfants qui, nés de parents scrofuleux, ne contractent pas les scrofules, ont été placés dans des circonstances qui ont réagi contre la manifestation extérieure de la prédisposition; ils n'ont pas été exposés aux causes déterminantes, et ils ont pu transmettre à la génération suivante cette prédisposition qui aura manifesté son existence, parce que l'individu n'aura pas été soustrait à l'influence des causes. Il en est de même pour les enfants nés de mêmes parents, et qui n'offrent pas les mêmes phénomènes.

2° Quelquefois aucun des parents, personne dans la famille, ne présentait de disposition à l'affection strumeuse, et cependant les enfants ont été atteints de scrofules.

Cette preuve est encore plus faible, plus insuffisante que la première; car nous ne regardons l'hérédité que comme une cause fréquente, mais non indispensable, des écrouelles. Il suffit même pour nous que les parents aient vu leur santé altérée par des maladies chroniques antérieures, par des excès ou toute autre circonstance ; qu'ils soient dans des conditions défavorables, telles que d'être, par exemple, trop jeunes ou trop vieux, pour engendrer quelquefois des enfants débiles et cachectiques.

D'ailleurs, disons-le, le plus souvent ce n'a été que pour étayer des théories faites dans le cabinet, qu'on a rejeté la cause d'hérédité. Ainsi, Henning, qui la repousse, ne voulait admettre que l'influence du climat; mais, comme nous le répète sans cesse le professeur Lallemand, ce n'est jamais dans les opinions exclusives que la vérité se rencontre.

Ceux qui ont admis l'existence d'un virus, ont voulu le rendre contagieux; et certes, des noms imposants se placent pour soutenir cette contagion. Qu'il me suffise de dire que Baumes, Bordeu et Lalouette, citent des faits qui ont toute l'apparence du caractère contagieux. Charmetton pensait qu'on pouvait contracter les scrofules en mangeant des aliments qui avaient séjourné dans l'appartement d'une personne atteinte de la maladie. Pujol de Castres émet l'opinion que des enfants entachés du mal peuvent le communiquer à leurs camarades en jouant avec eux. Mais de nombreuses expériences, et une étude plus attentive de faits, sont venues renverser ces hypothèses; et quoique, dans le siècle dernier, les médecins de la Faculté de Paris, consultés par le Parlement, aient déclaré l'existence de la contagion, personne ne l'admet. Faisons d'abord attention que, d'ordinaire, les individus qu'on a invoqués comme témoignage de sa réalité étaient soumis aux mêmes influences que ceux que l'on accusait de leur avoir communiqué les scrofules. Nous voyons tous les jours, dans la même famille, des enfants vivre dans la plus grande intimité, et ne jamais se donner l'un à l'autre la maladie. Elle n'est point, comme la syphilis, transmissible par un virus qui reproduit des actes morbides analogues à ceux qui l'ont fait se développer: j'appelle en preuve les faits suivants. C'est en vain qu'Hébréard, médecin de Bicêtre, a tenté d'inoculer les scrofules à des chiens, et par des frictions avec le pus des scrofuleux, et par son introduction dans des plaies, sur des dénudations du derme pratiquées à cet effet; c'est en vain que, répétant ces expériences, M. Lepelletier a introduit ce pus dans les veines, les ganglions lymphatiques, les voies digestives de cochons d'Inde, qui n'en ont éprouvé aucun accident. Il est, dira-t-on, des maladies qui sont propres à l'espèce humaine, et à laquelle les animaux sont réfractaires; mais nous répondrons qu'on a été plus loin. Ainsi, des enfants sains ont été placés, par MM. Pinel et Alibert, dans le même lieu que des enfants scrofuleux, et les premiers n'ont rien contracté. Pendant long-temps, Kortum a frictionné, avec le pus d'un ulcère scrofuleux, le cou d'un enfant bien portant, toujours inutilement. M. Lepelletier a inoculé du pus de scrofules, mélangé à du virus vaccin, sur de jeunes sujets; et non-seulement la scrofulose ne s'est pas développée, mais même la marche de la vaccine n'en a été influencée d'aucune façon. Le même médecin, en France, et le docteur Goodlad, en Angleterre, se sont en vain inoculés, à plusieurs reprises, au moyen de la lancette, la matière de la suppuration des ulcères et des ganglions scrofuleux.

Et cependant, quoique l'idée de contagion nous paraisse éliminée complètement de l'étude la maladie, nous recommanderons de ne point faire allaiter un enfant bien portant par une nourrice atteinte de scrofules ; mais remarquons aussi qu'en ce moment la question se présente sous un aspect très-différent : ce n'est plus un virus que la nourrice risquera de transmettre ; mais viciée dans ses solides et ses fluides, elle donnera à son nourrisson des matériaux de mauvaise nature ; elle rendra sa constitution cachectique.

Voyons maintenant des circonstances qui peuvent rendre plus ou moins fréquent le développement de la maladie chez un individu prédisposé.

Age. — C'est surtout dans le jeune âge que les scrofules apparaissent, et spécialement de celui de trois ans à l'époque de la puberté ; cependant Thomson les a vues se développer plus tôt ; on les a souvent observées chez les adultes, et Alibert a noté leur existence chez des septuagénaires. Il est digne de remarque que ce sont surtout des maladies de la tête et du cou que l'on trouve chez les enfants, de l'appareil pulmonaire chez les adultes, des ganglions mésentériques chez le vieillard, quoique le contraire puisse arriver.

Sexe. — Après l'arrivée de la puberté, c'est bien plus fréquemment chez la femme que chez l'homme que s'opère le développement des maladies strumeuses. La proportion établie par M. Lepelletier, dans la ville de Paris, et basée sur un grand nombre de chiffres, s'est trouvée de 5 pour la femme, 3 pour l'homme.

Tempérament lymphatique. — En général, les individus qui présentent les caractères de ce tempérament sont plus exposés à contracter les scrofules, s'ils se se trouvent placés sous des circonstances causales qui, par elles-mêmes, n'ont pas assez de force pour les produire chez les individus d'un autre tempérament.

Les caractères que présentent les scrofuleux dans leur constitution, sans être toujours identiques, présentent cependant des traits communs dont les principaux sont les suivants, signalés surtout par Baumes et Hufeland qui n'a guère fait que suivre le professeur de Montpellier dans leur énumération. Ces individus ont ordinairement la peau blanche, fine et rosée; elle paraît très-mince lorsqu'elle est pincée; elle est douce au toucher, et l'on voit se dessiner à travers son épaisseur les vaisseaux superficiels. Le pouls est lent, mou et peu fort; la température du corps s'exalte souvent sous l'influence de diverses causes, et de la chaleur se développe alors à la paume des mains surtout; les pommettes sont colorées dans un point circonscrit; la tête est volumineuse; la physionomie a quelque chose d'agréable et d'enfantin; les cheveux sont d'un blond plus ou moins foncé, les yeux ordinairement bleus et larmoyants, les pupilles larges, le nez souvent rouge et luisant, la lèvre supérieure tuméfiée, la mâchoire inférieure carrée, ses angles très-developpés; les dents se carient de bonne heure; la poitrine est étroite, le ventre volumineux; les doigts sont quelquefois configurés en forme de massue, par l'accroissement de volume de leur dernière phalange; le penchant au coït et à la masturbation est très-développé et très-précoce; il en est ordinairement de même de l'intelligence; les goûts sont sédentaires. Les formes sont belles et arrondies, les articulations volumineuses; les chairs sont flasques et mollasses. Le sang, d'après Bordeu, est très-abondant en sérum, et se rapproche de celui des chlorotiques et des hydropiques. Ces traits, avons-nous dit, ne sont pas constants; ainsi M. Guersent a vu, chez beaucoup de scrofuleux, des cheveux châtains ou bruns, une peau rude et sèche et peu d'embonpoint.

Thomson a eu, en Angleterre, les mêmes modifications a observer que le médecin français.

Les fonctions de la vie nutritive ne s'exécutent ordinairement que d'une manière incomplète chez le scrofuleux : c'est ainsi que, chez lui, les digestions sont lentes et laborieuses, que la respiration n'est pas d'ordinaire large et étendue.

Comment agissent, dans la production de la cachexie, les causes principales, je veux dire la diminution de la lumière, l'influence du du froid humide, la respiration d'un air peu renouvelé, et, enfin, la cause accessoire la plus importante, les vices de l'alimentation. Disons ici que d'abord prédisposantes, elles deviennent à la longue occasionnelles.

L'absence ou la diminution de la lumière solaire ont sur le corps vivant une action sédative et débilitante qui amène la décoloration, la flaccidité, l'étiolement de tous les tissus, qui ralentit l'exercice des fonctions destinées à réparer les pertes éprouvées par l'organisme.

Le froid se joignant à l'humidité arrête aussi le développement normal du corps ; on peut s'en convaincre facilement, si l'on fait attention que, chez les nations soumises à une température basse, lorsqu'en même temps elles habitent sous un ciel constamment brumeux, on ne trouve presque que des êtres rabougris et d'une petite et frêle stature.

Un air peu renouvelé et vicié par l'encombrement d'un grand nombre d'individus ne contient pas en assez grande abondance les principes nécessaires à l'hématose, et il s'ensuit que l'artérialisation du sang s'exécute d'une manière incomplète.

Une alimentation grossière qui ne contient pas une suffisante quantité de matériaux réparateurs, jette l'organisme dans un état d'affaissement incompatible avec l'exercice régulier de ses fonctions ; elles languissent par le défaut de substance nutritive ; débilitée à son tour, la digestion elle-même s'exécute incomplètement, et la nutrition n'en devient que plus imparfaite. On voit cette altération, d'abord consécutive à l'état anormal, mauvais de la nutrition, en aggraver à son tour consécutivement les désordres.

Si nous avons si longuement insisté sur l'étiologie de la scrofulose, c'est que nous pensons, avec Dubois d'Amiens, qu'étudier les causes de cette affection, c'est l'étudier presque tout entière ; c'est que ces causes nous indiquent les modes à employer pour éviter sa propagation, pour combattre ses effets ; et c'est surtout ici que l'on peut dire : *sublatâ causâ tollitur effectus.*

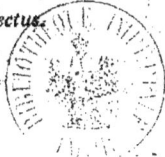

3

Résultats morbides ou maladies scrofuleuses.

Les résultats morbides de l'affection sont variés à l'infini ; notre intention n'est point de les décrire un à un ; notre tâche serait trop longue et au-dessus de nos forces : nous nous contenterons donc de signaler les principaux. Le savant professeur Thomson n'a point passé ce fait sous silence dans ses leçons sur l'inflammation ; voici comment il s'exprime : *les scrofules sont liées avec presque toutes les affections morbides provenant, soit de cause externe, soit d'une maladie interne ; elles modifient l'aspect des autres maladies et semblent les convertir peu à peu en leur propre nature ; cette diathèse, lorsqu'elle existe, donne ordinairement aux maladies locales inflammatoires un caractère plus ou moins chronique.* En effet, les causes qui, chez un individu sanguin, produiraient une inflammation articulaire, une ophthalmie franche, un catarrhe aigu, un abcès phlegmoneux, donnent lieu, chez le scrofuleux, à une tumeur blanche avec dégénérescence des tissus, à une ophthalmie lente avec flux palpébral, à un catarrhe très-chronique, à un abcès froid.

D'après Thomson, il y a peut-être quelques tissus qui ne sont pas susceptibles d'être affectés primitivement par le scrofule ; Alibert et les modernes disent que cet état, au commencement de son développement, affecte les ganglions lymphatiques et spécialement ceux du cou. Henning pense qu'il ne peut s'exercer d'une manière primitive que sur les ganglions superficiels.

Du reste, voici les états principaux qui, la constitution une fois développée, le traduisent à l'extérieur par des symptômes morbides proprement dits.

Les préludes sont : un suintement derrière les oreilles, des hémorrhagies nasales fréquentes, de l'enchifrènement, de l'oppression, des irrégularités dans l'acte digestif, nausées, rapports acides, etc., dans l'évacuation menstruelle, des excoriations légères dans les points des membres où la peau est la plus fine, quelquefois un léger œdème du tissu cellulaire sous-cutané , des éruptions sur la peau et spécialement sur le cuir chevelu.

Plus tard les ganglions lymphatiques superficiels , et surtout les ganglions cervicaux et péri-maxillaires , présentent un *engorgement* que quelques auteurs ont désigné sous le nom de *ganglite scrofuleuse.* Cette intumescence se termine fréquemment par la suppuration ; alors le ganglion , de mobile et roulant sous la peau qu'il était , devient le siége d'un empâtement qui persiste long-temps , s'ulcère , enfin , ainsi que les téguments , donne issue à un pus floconneux et ténu , et demeure quelquefois long-temps à se cicatriser. Les ganglions profonds n'en sont pas à l'abri , et l'engorgement se manifeste aussi , quoique à une période plus avancée , dans ceux qui environnent les bronches et le mésentère.

Il se développe des *indurations de la peau* (*scrofule cutané d'Alibert*) qui affectent une forme oblongue , deviennent violacées , se recouvrent de perforations ulcéreuses , et restent long-temps à se cicatriser. Quelquefois , sans induration préalable , un abcès qui a son siége dans l'épaisseur du derme présente cette coloration violacée de la peau , et donne issue à un pus mal élaboré.

Des *abcès* se forment lentement dans le *tissu cellulaire* sous-cutané, dans celui qui sépare les muscles. Long-temps indolents , et d'une lenteur excessive dans leur marche , ils finissent à la longue par être résorbés , ou plus souvent par amener l'ulcération chronique de la peau , et fournissent un liquide séreux , caillebotté , rempli de matières semblables à du plâtre gâché, à des débris de fromage.

Tous ces états morbides peuvent donner lieu à une déperdition de substance qui persiste très-long-temps , et reçoit le nom d'*ulcère scrofuleux.* Sa forme est arrondie ou oblongue , ses bords taillés en biseau, son fond d'un rouge pâle ou d'un blanc grisâtre , recouvert souvent de végétations fungiformes et mollasses ; ses alentours présentent une coloration blafarde , lie de vin , il est rarement douloureux ; les cicatrices qui le suivent offrent beaucoup d'irrégularités , et persistent difformes pendant toute la vie.

Des caries se manifestent aussi sans cause appréciable.

Telles sont les principales maladies caractéristiques de la scrofulose ; mais elle affecte aussi tous les autres tissus de l'économie, et
surtout ceux où prédomine la substance glanduleuse ; elle se mêle
comme agent modificateur à toutes les inflammations : c'est ainsi
qu'elle imprime un cachet d'individualisation aux ophthalmies, aux
inflammations des muqueuses, des articulations, etc. Mais c'est de
l'affection en elle-même que nous nous sommes imposés l'étude et
la description, et notre intention n'a été que de mentionner les états
morbides qui en sont la traduction extérieure.

DIAGNOSTIC.

Le diagnostic des scrofules se tire de l'aspect des symptômes morbides principaux qui expriment l'affection, de la lenteur caractéristique de ces symptômes, mais surtout de la connaissance de la
constitution de l'individu, de ses antécédents, sa manière de vivre,
des mêmes recherches appliquées à ses parents.

PRONOSTIC.

Le pronostic de cet état varie selon les aspects divers sous lesquels
il se présente. Ainsi, plus la maladie est avancée, plus l'organe altéré
est essentiel à la vie, plus les chances deviennent graves ; les com-
plications modifient aussi le jugement que l'on doit porter. Comme
les scrofules se guérissent très-souvent d'une manière spontanée à
l'époque de la puberté, leur pronostic est moins défavorable, toutes
choses égales d'ailleurs, chez les enfants que chez les adultes ; il s'ag-
grave si la condition de l'individu le force à persister dans des
habitudes, à fréquenter des lieux où il puise incessamment une nou-
velle impression des causes qui ont altéré sa constitution. Leur durée
est très-longue.

TRAITEMENT.

Les causes principales et essentielles des scrofules étant des infractions aux lois de l'hygiène, le traitement de cette affection consiste surtout à les combattre, et se trouve presque entièrement hygiénique; cela ne veut point dire que les agents médicamenteux doivent être laissés de côté ; mais ils ont une bien moindre importance. Nous diviserons donc cette partie de notre travail en traitement hygiénique et médicamenteux de l'affection ; nous dirons ensuite un mot des indications thérapeutiques des symptômes morbides, qui sont tout-à-fait secondaires, surtout pour nous qui, dans cet opuscule, avons considéré la question sous un autre point de vue spécialement.

1° TRAITEMENT HYGIÉNIQUE.

Dans cette portion, nous faisons rentrer la prophylaxie, qui consiste, en effet, à prévenir l'action des causes morbides, en éloignant l'individu des circonstances où leur influence peut s'exercer. Ce soin de la préservation sera d'autant plus rigoureusement observé qu'on aura à craindre les effets de l'hérédité, la transmission de la constitution des parents.

Cullen observe qu'on ne connaît encore aucun moyen, toujours sûr, à l'exclusion des autres, pour guérir les scrofules, aucune méthode spécifique. D'après M. Guersent, si l'on ne guérit qu'avec beaucoup de peine cette affection, que les anciens appelaient l'*opprobre de la médecine*, c'est qu'on n'a encore trouvé aucun remède contre son irritation spécifique. Mais c'est ce qui devait arriver, en effet ; car, si notre définition est juste, ce n'est point un agent particulier qu'il faut chercher, agent thérapeutique qui guérira dans tous les cas donnés : il s'agit de reconstruire, de réformer de fond en comble un organisme composé de matériaux essentiellement mauvais.

Voyons comment nous y parviendrons par les secours de l'hygiène.

Un air froid et chargé d'humidité est une des causes de l'affection : faites donc respirer au scrofuleux un air pur et sec, chaud en même temps, si vous le pouvez ; réveillez ainsi chez lui toute la plénitude de l'action respiratoire ; que cet air soit fréquemment renouvelé, et le plus propre à fournir de bons matériaux à l'hématose.

Il a été soustrait à l'influence des rayons solaires ; chez lui la plupart des fonctions languissent : qu'il habite la campagne, les lieux fortement éclairés ; qu'il se livre à un exercice pris avec modération ; qu'il promène à pied ou en voiture ; qu'il monte à cheval, selon l'état de ses forces ; qu'il rencontre toujours auprès de lui des objets de distractions nouvelles.

Son état résulte d'un défaut de renouvellement de l'air : eh bien ! exposez-le dans des lieux où la stagnation et la viciation de ce fluide ne puissent pas s'opérer ; faites-lui éviter l'encombrement des habitations.

Que sa nourriture soit saine et composée de substances qui, sous un petit volume, contiennent beaucoup de matériaux nutritifs ; sans les tirer uniquement du règne animal, accordez cependant plus de part dans l'alimentation, aux viandes rôties ou bouillies, et spécialement à celles des animaux adultes. Que des boissons toniques, le vin, la bière, prises en quantités modérées, favorisent les digestions. Que le goût des mets soit relevé par l'usage des assaisonnements.

Pour parvenir à ces fins, il faudra donner à l'individu une profession qui favorise l'éloignement des causes, ou l'arracher à celle qui pourrait le placer sous leur influence ; il faut le protéger par des vêtements appropriés, tels que la flanelle, la laine, contre les variations brusques de l'atmosphère ; favoriser, par des bains, l'action de la peau ; donner au lieu de son habitation un mode de construction tel que l'action des causes ne puisse s'y manifester. Le sommeil, qui le soustrait à l'exercice, à l'aération et à l'influence de la lumière solaire, ne devra pas être trop prolongé. Quelques auteurs ont conseillé le mariage, Warthon spécialement ; d'autres, au contraire, l'ont défendu (Belloc).

2° TRAITEMENT MÉDICAMENTEUX.

Que de révolutions n'a pas subi cette partie, selon telle ou telle idée préconçue sur la nature de l'affection ! Que de moyens vantés et abandonnés tour à tour ! Nous ne noterons que les principaux, que ceux qui ont compté le plus de suffrages de la part des praticiens distingués.

Les toniques sont les moyens qui ont été le plus généralement recommandés : le quinquina sous toutes les formes, les préparations de fer, la gentiane, la centaurée, le houblon, etc., sont, en effet, d'excellents agents thérapeutiques dans ce cas. Quelques auteurs ont plus spécialement insisté sur les toniques, dans les cas d'ulcérations. Les jus d'herbes, extraits surtout de la famille des crucifères, les préparations vineuses ou alcooliques dans lesquelles entreront des principes tirés des plantes aromatiques, des labiées spécialement, ne sont pas sans compter quelques succès.

Le mercure a été vanté par quelques praticiens, par Hufeland : il n'a pas amené les mêmes avantages entre les mains de M. Guersent qu'entre les leurs ; cependant ce médecin a eu à se louer de son association avec les amers et les antiscorbutiques, dans la préparation connue sous le nom de sirop de Portal, par exemple, et surtout dans les cas d'ulcérations. Sa mixtion avec les purgatifs, dans les pilules de Belloste, est un assez bon moyen.

L'iode a été fortement préconisé dans ces derniers temps, soit comme moyen de traitement général, soit comme destiné à combattre les engorgements glandulaires. M. Guersent n'en a retiré aucune amélioration dans ce dernier cas ; mais il est d'accord avec la plupart des médecins sur son action pour modifier l'état général. Les relevés de M. Baudelocque sont aussi en sa faveur. M. Lugol a obtenu de nombreuses guérisons par son emploi dans ces derniers temps. Cette médication poussée trop loin, ou chez des individus chez lesquels il y a réaction, peut amener un état d'irritation que l'on a désigné sous le nom de *saturation iodique*, et qui se caractérise par le défaut de sommeil, la toux, l'accélération du pouls, les palpitations, etc. On le donne en pilules, en teinture, en pommade pour frictions, etc.

On a vanté l'hydrochlorate de baryte, le sous-carbonate de potasse ; le charbon animal, dont les effets sont nuls, l'hydrochlorate de cuivre ammoniacal, qui est d'un usage dangereux.

Si, pendant le cours des scrofules, il survient des phlegmasies graves, les moyens actifs et toniques doivent être abandonnés.

On a recommandé, et avec beaucoup de raison, les frictions sèches sur la peau, ou bien celles faites avec une flanelle imprégnée de vapeurs aromatiques, les bains froids, les bains aromatiques, les eaux minérales qui contiennent des préparations ferrugineuses, toniques et sulfureuses, les bains de mer surtout. Ces moyens agissent non-seulement comme médicaments, mais encore comme hygiéniques. Quelques-uns d'entre eux entraînent des distractions, nécessitent des déplacements dans des lieux dont l'exposition combat le développement des scrofules.

Je passerai sous silence une foule d'autres agents thérapeutiques de moindre ou de nulle importance qui ont eu leur temps de vogue et de défaveur.

3° TRAITEMENT LOCAL.

Le traitement local se réduit aux points suivants : 1° combattre, par l'application des émollients, les symptômes d'irritation s'il en existe ; 2° favoriser par divers moyens la résolution, ou, si l'on ne peut pas, la suppuration des tumeurs, des abcès, etc. ; 3° les mener à une cicatrisation que l'on s'efforcera de hâter ; 4° enfin, si une maladie scrofuleuse s'est emparée d'un point important, d'un organe essentiel, chercher, par une révulsion proportionnée à son intensité, à la rappeler sur un point où ses ravages donnent moins à redouter. Mais tout ce traitement local ne sera rien, sera nul, si l'on n'a en même temps recours à la partie générale et surtout hygiénique des médications. Qu'il nous suffise d'avoir ici posé seulement quelques

indications thérapeutiques. Nous décrivons spécialement l'affection,
et nous n'avons voulu que signaler en passant et ses résultats et leur
traitement.

FIN.

FACULTÉ DE MÉDECINE DE MONTPELLIER.

PROFESSEURS.

MM. CAIZERGUES, Doyen. Clinique médicale.
BROUSSONNET. Clinique médicale.
LORDAT. Physiologie.
DELILE. Botanique.
LALLEMAND. Clinique Chirurgicale.
DUPORTAL, *Président*. Chimie.
DUBRUEIL. Anatomie.
DUGÈS. Pathologie chirurgicale, opérations et appareils.
DELMAS, Accouchements.
GOLFIN. Thérapeutique et matière médicale.
RIBES. Hygiène.
RECH. Pathologie médicale.
SERRE. Clinique chirurgicale.
BÉRARD. Chimie médicale-générale et Toxicologie.
RENÉ. Médecine légale.
RISUEÑO D'AMADOR. Pathologie et thérapeutique générales.

PROFESSEUR HONORAIRE.

M. Aug. Pyr. De CANDOLLE.

AGRÉGÉS EN EXERCICE.

MM. VIGUIER.	MM. FAGES.
KUHNHOLTZ.	BATIGNE.
BERTIN.	FOURCHÉ.
BROUSSONNET fils.	BERTRAND.
TOUCHY.	POUZIN.
DELMAS fils.	SAISSET.
VAILHÉ.	ESTOR.
BOURQUENOD.	

La Faculté de Médecine de Montpellier déclare que les opinions émises dans les Dissertations qui lui sont présentées, doivent être considérées comme propres à leurs auteurs, qu'elle n'entend leur donner aucune approbation ni improbation.

MATIÈRE DES EXAMENS.

1er EXAMEN. *Physique, Chimie, Botanique, Histoire naturelle, Pharmacologie.*

2e EXAMEN. *Anatomie, Physiologie.*

3e EXAMEN. *Pathologie interne et externe.*

4e EXAMEN. *Thérapeutique, Hygiène, Matière médicale, Médecine légale.*

5e EXAMEN. *Accouchements, Clinique interne et externe.* (Examen prat.)

6e ET DERNIER EXAMEN. *Présenter et soutenir une Thèse.*

SERMENT.

En présence des Maîtres de cette École, de mes chers condisciples et devant l'effigie d'Hippocrate, je promets et je jure, au nom de l'Être Suprême, d'être fidèle aux lois de l'honneur et de la probité dans l'exercice de la Médecine. Je donnerai mes soins gratuits à l'indigent, et n'exigerai jamais un salaire au-dessus de mon travail. Admis dans l'intérieur des maisons, mes yeux ne verront pas ce qui s'y passe ; ma langue taira les secrets qui me seront confiés ; et mon état ne servira pas à corrompre les mœurs, ni à favoriser le crime. Respectueux et reconnaissant envers mes Maîtres, je rendrai à leurs enfants l'instruction que j'ai reçue de leurs pères.

Que les hommes m'accordent leur estime, si je suis fidèle à mes promesses ! Que je sois couvert d'opprobres et méprisé de mes confrères, si j'y manque !

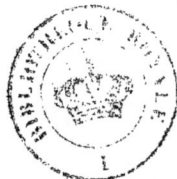

www.ingramcontent.com/pod-product-compliance
Lightning Source LLC
Chambersburg PA
CBHW060525200326
41520CB00017B/5132